Giraudy

Te $\frac{66}{113}$

MÉMOIRE

SUR LA

MAISON NATIONALE

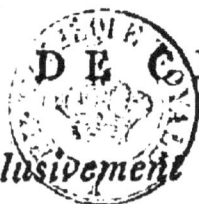

DE CHARENTON,

Exclusivement destinée au traitement des aliénés;

Par Ch. Fr. S. GIRAUDY, Médecin-adjoint de ladite Maison.

Présenté le 4 floréal an XII, au Ministre de l'Intérieur, par le Directeur et les médecins de cet Etablissement.

À PARIS;

De l'Imprimerie de la SOCIÉTÉ DE MÉDECINE, rue d'Argenteuil, n°. 211.

AN XII. — 1804.

MÉMOIRE

SUR LA

MAISON NATIONALE

DE CHARENTON,

Exclusivement destinée au traitement des aliénés.

———

La maison nationale de Charenton est la première en France qui ait été uniquement destinée au traitement des aliénés ; la première où la présence des incurables ne nuise point à ceux qui sont encore susceptibles de guérison ; où les malades ne soient pas considérés, dans tous les cas, comme totalement dépourvus de jugement ; où ils ne soient exposés ni à des brutalités, ni à de mauvaises plaisanteries, ni à l'usage effrayant des chaînes, ni à tous autres traitemens inhumains ; où l'on ne retrouve aucune des erreurs accréditées par la routine aveugle de l'empyrisme ;

A

aucune trace de faux préjugés ; en un mot, la première où les nouveaux principes de là médecine mentale puissent être appliqués exactement à la pratique.

L'Italie, l'Angleterre, l'Allemagne ont produit, depuis quelques années, des hommes qui ont paru dignes de la reconnoissance publique par leurs recherches sur l'aliénation mentale ; déjà même la renommée s'occupoit de leurs premiers succès. Mais ils ont malheureusement agi avec trop de précipitation, et cet empressement à jouir ne leur a laissé que des jouissances incomplètes ; car ils ont bien moins tenu qu'ils n'avoient promis.

La France a été plus heureuse.

Les savans dont elle se glorifie, également éloignés des écarts de l'enthousiasme et de cette crédulité facile qui deviennent une source de maux incalculables, ont mieux aimé lui offrir tardivement les fruits de leurs travaux, que de l'exposer aux dangers d'une découverte dont le tems n'auroit pas assez mûri les résultats.

Ce ne fut qu'en l'an 6, époque à laquelle ont paru les écrits des docteurs *Pinel* (1), *Caba-*

(1) Traité médico-philosophique sur l'aliénation mentale ou la manie.

nis (1), *Crichton* (2), *Chiaruggi* (3), etc.,
qu'on sortit enfin de l'ignorance où l'on étoit
sur la nature, sur les causes, sur le traitement
des maladies mentales ; et qu'on vit cette partie
de l'art de guérir marcher d'un pas égal avec
toutes les autres. C'est aussi dans ce tems que le
Gouvernement, voulant utiliser des découvertes
aussi précieuses, se détermina à en constater
les bienfaits, à les améliorer, et qu'il dé-
signa à cet effet la maison des ci-devant rel-
gieux dits de la Charité, à Charenton Saint-
Maurice.

La direction en fut confiée à M. *de Coulmiers* (4), et le docteur *Gastaldy* (5) en fut
nommé le médecin en chef. On verra par la suite
combien ces hommes estimables ont justifié le
choix du Gouvernement.

_____

(1) Rapports du physique et du moral de l'homme.

(2) An inquiry into the nature and origin of mental
derangement, etc.

(3) Della Pazzia in generale ed in spezie, trattato me-
dico-analytico ; con una centuria di osservazioni.

(4) Ex-constituant, ex-membre du corps législa-
tif, etc.

(5) L'un des plus anciens membres de la Société royale
de médecine de Paris, et depuis plus de 30 ans médecin
de l'hôpital des insensés d'Avignon.

La maison des religieux n'offroit d'abord qu'un beau site pour tout avantage. N'ayant presque pas été employée au traitement des aliénés, elle n'étoit guères regardée que comme une maison de force. Les bâtimens en étoient petits, resserrés, mal-sains, et d'ailleurs dévastés par le torrent destructeur de notre révolution. Quelle distance de cet ordre de choses à celui d'une distribution propre à faciliter le service, à l'isolement des divers genres d'aliénation, et à la manipulation indispensable aux traitemens qu'ils exigent!

Il falloit pourtant la franchir. Les difficultés n'étoient pas médiocres. Des dépenses occasionnées par une guerre générale, et par la versatilité du Gouvernement d'alors, sembloient ne laisser aucun espoir de terminer ce grand ouvrage; et néanmoins on vit dans un très-court espace succéder à l'ancienne maison des religieux un édifice composé de bâtimens vastes, commodes, et d'une noble simplicité, réunissant les avantages de la clarté, de la salubrité, de la sûreté des malades, de la facilité du service, aux formes élégantes de l'architecture, aux conceptions du goût, de la prudence et de la sagesse.

Que la modestie de M. *de Coulmiers* ne soit point alarmée de ce que je vais dire. Mais en parlant des secours que l'on doit à l'humanité, je serois coupable, si je taisois les actions qui l'honorent. Si d'une part le Gouvernement avoit eu de grandes vues, c'est à M. *de Coulmiers* que l'on doit particulièrement le bienfait de leur exécution. Plein de cette intelligence, de ce zèle actif, de cette charité éclairée qui font tout entreprendre quand il s'agit du bonheur de ses semblables, il a porté le flambeau du génie dans toutes les parties de l'entreprise ; il les a toutes dirigées vers le but d'utilité auquel elles étoient destinées : il a fait plus encore, lorsqu'il pouvoit être arrêté dans la marche de ses plans par quelques considérations de finance ; il a préféré faire le sacrifice de sa propre fortune à la douleur de voir s'exécuter, ou trop lentement ou imparfaitement, ce qu'il avoit conçu d'une manière si vaste.

Cet établissement n'est éloigné de Paris que d'un demi-myriamètre ; il est à l'est de cette ville, sur un côteau fertile qui borde la rivière de Marne près de son confluent avec la Seine. La face de ses bâtimens est exposée au midi. Ils sont divisés en trois parties. Le centre est occupé par les employés et les pensionnaires, l'aile droite par les hommes, et l'aile gauche par les femmes.

Des cours, des promenades spatieuses dont

les arbres ne tarderont pas à donner autant
d'ombrage qu'on peut en désirer, l'environnent
de toutes parts. Un jardin de trente arpens, dis-
posé en amphithéâtre, et très-bien cultivé, est
ouvert aux malades lorsque leur état permet de
leur procurer cet agrément. La plus belle pers-
pective s'étend au loin sur les champs qu'arrosent
les eaux de la Marne et de la Seine. La nature ne
s'offrit point ailleurs plus brillante, plus riche,
plus variée.

Les deux corps-de-logis, occupés par les hommes et par les femmes, sont divisés chacun en
quatre parties, avec autant de promenades particulières ; dans la première sont placés les aliénés furieux, bruyans, très-agités ; dans la 2e.
les aliénés mélancoliques, tranquilles ou peu
agités ; dans la 3e. les idiots et les épileptiques ;
dans la 4e. les convalescens avec lesquels on,
laisse, pendant leurs intervalles lucides, seule-
ment, les malades affectés de manie intermit-
tente (1).

Dans chacun de ces corps-de-logis, on a pra-
tiqué des salles pour les bains ordinaires, pour
les bains de surprise et les douches.

---

(1) La construction de cette 4e. partie n'est pas encore
achevée ; les plans d'après lesquels on la continue an-
noncent qu'elle sera la plus intéressante.

Ces salles sont assez isolées pour que les cris, les vociférations des malades qu'on y emène, ne puissent être que foiblement entendus de ceux dont la tranquillité seroit troublée par les impressions pénibles qu'ils en éprouveroient (1).

Un des avantages les plus essentiels de la construction générale consiste en ce que les bâtimens ne sont point adossés les uns aux autres ; ce qui a permis de multiplier les fenêtres et de les faire d'une grandeur suffisante pour le renouvellement de l'air atmosphérique, et pour procurer aux malades plus de clarté, une vûe

---

(1) Cette précaution étoit de la plus grande importance pour la guérison des aliénés. Toujours défians et disposés à mal interpréter ce qui les frappe, les cris épouvantent les uns, réveillent dans d'autres le souvenir des souffrances qu'ils ont éprouvées durant l'administration des moyens curatifs, et excitent l'inquiétude, l'agitation et le trouble même, dans ceux qui s'attendent à y être soumis.

J'ai observé plusieurs fois que ces frayeurs, ces émotions douloureuses s'opposent aux bons effets du traitement ; qu'elles aggravent souvent la maladie au point de la rendre incurable, et qu'elles occasionnent beaucoup de rechûtes. Ainsi sans les précautions qu'on a prises, on verroit d'sparoître en un instant le fruit d'un traitement toujours trop long pour le malade, pénible pour le médecin, et onéreux pour les familles, ou pour le Gouvernement.

plus étendue, plus agréable, plus utile à leur position.

Toutes ces choses ne doivent pas néanmoins être considérées comme exclusivement essentielles ; car il est des cas dans lesquels les malades ont besoin de solitude et d'une espèce d'isolement propre à éloigner jusqu'aux causes de leurs inquiétudes ; je veux parler de ceux qui sont tellement susceptibles, irritables, qu'ils ne peuvent supporter sans douleur la clarté du jour, le bruit même léger, les odeurs et tout ce qui affecte l'ame, quoique modérément ; aussi pour ceux-là on a réservé des logemens convenables à leur état.

A cette sage distribution des bâtimens, on a joint le mérite de l'étendue ; elle est suffisante pour que les malades ne soient pas entassés, pour qu'il n'y ait aucune confusion préjudiciable à leur guérison.

Que de graces les malheureux réduits par le sort à ces secours publics n'ont-ils pas à rendre aux savans, dont les réclamations vigoureuses ont fait disparoître parmi nous l'acte de barbarie qui retenoit encore en 1786, à l'Hôtel-Dieu de Paris, jusqu'à trois aliénés dans le même lit, tour-à-tour victimes de leurs écarts réciproques ?

Police intérieure de la maison.

La police que l'on doit exercer dans une maison d'aliénés, a dû subir des changemens notables depuis que la médecine mentale l'a mise au nombre des moyens curatifs dont elle s'est enrichie.

L'observation et l'expérience en avoient démontré les avantages, lorsqu'elle fut introduite dans la maison de Charenton; mais elle étoit encore susceptible de beaucoup de progrès, et j'ose dire que les améliorations qu'elle a reçues jusqu'à ce jour, ont puissamment contribué aux succès que nous en avons obtenus.

Pour bien apprécier quelle doit être l'action de cette police sur les malades, il faut considérer que la plupart d'entr'eux ne perdent point la justesse et la rectitude du jugement qu'ils ont après leur guérison, ou dans leurs intervalles lucides, le souvenir de tout ce qui s'est passé autour d'eux, de tout ce qu'il y a eu d'extravagant dans leur conduite; qu'ils avouent avoir apprécié le bien ou le mal qu'on leur a fait, avoir distingué ce qu'ils auroient dû faire et dire, d'avec les actions et les discours désordonnés auxquels les a portés un penchant irrésistible (1).

(1) Le fait suivant prouve clairement ce que j'avance. Je

Offrir donc à ces malheureux une police douce, raisonnée, bien soutenue, propre enfin à leur faire bénir après leur infortune la main qui les

---

le prends parmi le grand nombre de faits semblables que j'ai recueillis, et que je me propose de publier dans un Mémoire sur la nature des maladies mentales, sur quelques-unes de leurs nuances caractéristiques qui me paroissent avoir échappé jusqu'ici à l'observation, et sur les méthodes de traitement qui ont obtenu le plus de succès à Charenton.

M. ***, âgé de 37 ans, d'un tempérament sanguin, d'une forte complexion, d'un caractère gai, mais emporté, étoit atteint d'une manie périodique dont les accès durent six mois environ, lorsqu'il arriva à la maison de Charenton. Sa famille avoit provoqué son interdiction : il avoit prêté plusieurs interrogatoires, dans lesquels il avoit fait les réponses les plus extravagantes, souvent accompagnées de mouvemens de fureur.

Dans un de ses momens lucides, il réclama contre son interdiction. Il demanda à être interrogé de nouveau : il le fut en effet; et toutes ses réponses contenoient le récit très-fidèle de celles qu'il avoit faites dans ses premiers interrogatoires, des actes de violence auxquels il s'étoit livré. Les détails qu'il donna sur tous ces points étoient tels qu'on eût pu soupçonner qu'il avoit eu connoissance de la première procédure; et cependant il étoit très-vrai que jamais on ne la lui avoit communiquée. Il ajouta : « j'ai conservé le souvenir de toutes ces choses; et je me les rappelle, comme si le moment auquel elles se sont passées (quoique très-éloigné) étoit présent ».

y secourut ; tel est le bienfait qu'ils devoient espérer et dont ils jouissent à Charenton.

Les bases principales de cette police consistent :

1°. A ne présenter aux aliénés, dans les objets qui les entourent, que l'idée du vrai, du juste, de l'ordre et de l'agréable ;

2°. A assigner aux employés les règles et les devoirs dont ils ne doivent jamais s'écarter ; à les convaincre de la nécessité de considérer les aliénés comme susceptibles de raison ; à les soumettre à l'obéissance et à l'exactitude par les moyens les plus puissans.

Il n'entre pas dans mon plan de donner une analyse des règlemens qui ont été composés pour la maison ; cependant je ne puis me dispenser de dire qu'indépendamment des détails qu'ils contiennent, il est une foule de soins minutieux qui ne peuvent pas être l'objet d'un précepte, mais auxquels la police intérieure doit principalement s'attacher ; parce que dans certains cas ils acquièrent une très-grande importance.

Ainsi il arrive fréquemment que des aliénés se refusent à prendre la nourriture (1) qu'on

_____

(1) La nourriture à Charenton est conforme aux vues grandes et généreuses qui ont dirigé cet établissement.

leur donne; l'un, bien résolu de mourir de faim pour expier ses crimes imaginaires, ne mange que par la crainte qu'on lui inspire, ou par l'espoir d'une faveur qu'il desire ardemment; celui-ci, persuadé qu'on veut l'empoisonner, exige que l'on goûte ses alimens en sa présence, sans quoi il n'y touche pas; un autre, toujours indécis, ne termine son repas qu'à plusieurs reprises, encore faut-il l'engager plusieurs fois à le finir; celui-là, préoccupé, ne pense point à manger, si on ne le distrait de son idée prédominante; plusieurs sont plongés dans un tel idiotisme, qu'ils avalent en quelque sorte leurs alimens sans y penser, et ont besoin qu'on leur porte les morceaux à la bouche, etc., etc., etc.

Dans ces différens cas, il ne faut pas croire

Elle est saine et abondante autant qu'elle doit l'être. Elle est la même pour l'indigent et pour le riche; et là l'observateur voit avec plaisir que le mot Egalité n'est point un mot vide de sens. Un potage, un bouilli, une entrée et du dessert forment le dîner; un rôti, un entremêt composent le souper; et l'on donne à chaque repas une quantité de vin proportionnée à l'état de chaque malade.

Indépendamment de cette règle générale de la Maison, le riche qui, par ses habitudes et par son éducation, s'est fait un besoin d'un genre de vie plus recherché, peut se procurer là comme chez lui l'aisance, les commodités, les agrémens qu'il désire, pourvu qu'il n'y ait rien en cela de contraire à son traitement.

qu'on ait rempli son devoir en se bornant à une distribution régulière des alimens ; il est indispensable au contraire que les employés reviennent à plusieurs reprises auprès de chaque malade, et qu'ils emploient les moyens qui leur sont indiqués pour vaincre les résistances dont nous avons parlé.

De ce que je viens de dire, il résulte que le choix des gens de service est un objet digne de la plus sérieuse attention ; il sera bon, toutes les fois qu'on se sera assuré que, ces hommes joignent à des sentimens généreux les vertus de la résignation et de la patience, la bonté du caractère et du cœur, et les qualités de l'intelligence, seuls garans des succès avec lesquels on peut remplir une tâche aussi pénible que la leur.

Ensuite il ne faudra pas négliger les avantages qui résultent de la constitution physique : je veux parler de la physiodomie, de la stature et de cet ensemble qui commande en quelque sorte ou l'attachement ou la soumission, et souvent l'un et l'autre à-la-fois.

L'expérience journalière atteste que le sentiment de la confiance est un agent bien puissant dans le traitement des aliénés. L'impression que fait sur l'ame la réunion des traits qui peignent la probité, la douceur, la bonté, excite presque toujours ce sentiment ; et ce sont ces

traits que je desire particulièrement dans la physionomie (1).

Quant à la stature, il est indispensable qu'elle
soit imposante ; plus l'homme apperçoit de force
et de fermeté dans ses semblables, moins il forme
le projet de leur résister ; il est alors déterminé
par l'opinion de sa foiblesse relative à se soumettre à leur volonté, à les écouter avec pa-

---

(1) Cette observation indiquera suffisamment quel est,
dans certains cas, l'empire de la physionomie.

Une femme, âgée de 22 ans, arriva à la maison de Charenton dans un accès de manie. Elle étoit à peine dans la
première cour, que, soupçonnant sans doute la destination
qu'on lui préparoit, elle annonça qu'elle vouloit retourner
à son hôtel. On l'engagea inutilement à descendre de sa voi-
ture, et l'embarras étoit tel qu'on étoit pour ainsi dire réduit
à recourir aux moyens que la contrainte la moins rigoureuse
pouvoit fournir, lorsqu'un vieux serviteur aux cheveux
blancs, joignant à une physionomie heureuse le ton doux
et persuasif, les manières simples et engageantes, s'appro-
cha d'elle et l'assura qu'il en prendroit le plus grand soin,
si elle se rendoit à ses sollicitations. Après l'avoir exa-
miné un instant, elle lui dit : « Bon vieillard, tu ne me
tromperas pas : tu me parois honnête : aie pitié de moi ;
je m'abandonne à la confiance que tu m'inspires ». Aussi-
tôt elle descendit, et le suivit sans aucune répugnance.

Que de douleurs cette physionomie lui épargna ! Combien la confiance dont elle fut le prélude ne contribua-t-
elle pas, par la suite, à sa guérison ?

tience, à respecter leur supériorité quand ils sont obligés d'en user envers lui.

Ce que je dis de l'homme en général, doit s'appliquer aux aliénés dont la raison n'est qu'infirmée, comme j'ai déjà eu occasion de le faire remarquer. Il importe, sans doute, d'anéantir dans ceux-ci l'espoir qu'ils pourroient conserver de satisfaire à leurs désirs déréglés, de leur imprimer le sentiment de leur impuissance, de réprimer les mouvemens de colère qui entretiennent et aggravent la maladie, enfin de maintenir le calme dans leur ame; et voilà l'effet que doit produire une stature vigoureuse.

On sentira facilement l'impossibilité dans laquelle on est d'exiger dans les gens de service d'autres qualités morales et physiques que celles que nous venons d'indiquer; et c'est ce qui a déterminé à leur donner des surveillans, dont l'emploi requiert des qualités bien supérieures.

Les surveillans sont établis non-seulement pour faire exécuter les ordres donnés par les médecins, mais encore pour remplir auprès des malades des fonctions d'autant plus importantes, qu'elles sont plus délicates et plus difficiles.

Elles consistent à distribuer, suivant les vues médicales qui sont communiquées, et dans les cas particuliers qui sont indiqués, les punitions et les récompenses; à réprimer les écarts, mais avec un tel secret et une telle prudence, que le surveillant ne paroisse aux yeux du malade que comme son ami, son consolateur.

Un tel homme doit avoir les qualités convenables pour manier l'esprit des malades, pour maîtriser leur humeur et leur caractère, et pour diriger leur moral au profit de leur guérison.

Pour remplir nos vues, il devra réunir à une ame bien née un caractère qui allie la bonté à la fermeté, la docilité à l'énergie, la justesse de l'esprit à la sévérité; il sera en outre nécessaire qu'il ait beaucoup d'instruction et une bonne éducation.

Ici le physique imposant n'est pas d'une nécessité absolue, parce que le surveillant est environné des gens de service quand il a besoin de force, et qu'il ne doit presque jamais l'employer lui-même. Mais une physionomie sur laquelle se peindront la franchise, la vérité, la douceur et la pénétration, sera le complément des qualités que nous venons d'exiger.

En terminant cet article de la police, nous annonçons avec beaucoup de satisfaction que, si jusqu'à ce jour il a été impossible de rencontrer dans les employés des différentes classes tous les avantages physiques et moraux dont nous avons parlé, du moins est-il certain que chacun d'eux se fait un plaisir de bien connoître ses devoirs, de les remplir avec humanité et soumission;

soumission; et qu'il existe parmi eux une intelligence et un accord d'intention qui suppléent
aux défauts partiels que le tems corrigera, et qui
déjà même se réduisent à peu de chose.

Considérations médicales.

Un établissement tel que celui de Charenton,
qui réunit près de quatre cents malades également
ment susceptibles de traitement, offre sans doute
au médecin observateur de grands moyens pour
accroître ses connoissances : s'il est d'ailleurs
porté vers ce genre de travail par un attrait in-
vincible pour tout ce qui soulage et console
l'humanité souffrante; s'il a le courage de surmonter les dégoûts et les dangers attachés au
spectacle et au traitement de cette foule de malheureux, il doit nécessairement parcourir avec
autant de satisfaction que d'utilité cette intéressante carrière, où la nature se développe sous
tant de formes différentes, où ses jeux et ses ca-
prices, où ses bisarreries et ses écarts deviennent
à chaque instant des leçons nouvelles pour la
secourir elle-même, et pour diminuer peut-être
dans la suite un des fléaux les plus terribles.

J'avois senti tous ces avantages, et j'ose même
dire que j'avois formé le vœu d'être mis à por-

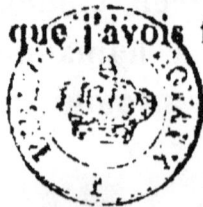

B

tée d'en profiter , lorsque la nécessité de faire
diriger l'application des moyens moraux par un
officier de santé, détermina l'administration pro-
visoire de la maison de Charenton à me confier
cet emploi.

De cet instant les opérations du médecin en
chef et les miennes furent communes ; ses principes furent les miens (1), et je népargnai ni
zèle ni soins pour en assurer les succès.

La science médicale se compose , comme
toutes les autres, de trois parties distinctes : la

---

(1) Jai déjà eu occasion de parler des progrès presqu'inonis dont la médecine mentale est redevable aux
veilles , aux méditations, aux découvertes de quelques
savans modernes. Si jamais la reconnoissance publique
s'empresse d'acquitter sa dette pour de pareils bienfaits ,
le nom du docteur *Gastaldy* ne devra pas lui être étranger.
Attaché à l'établissement depuis sa création, il en a fait,
pour ainsi dire, un laboratoire dans lequel il a épuré au
creuset de l'expérience tout ce qui sans lui fût peut-être
resté réduit aux simples termes de la théorie. Il a par ce
procédé infaillible agrandi les vues même les plus vastes,
et imprimé à la pratique une certitude qu'elle n'avoit pas
eue jusque-là.

Que de graces ne dois-je pas rendre particulièrement à
ce respectable ami, qui a soulevé pour moi le voile
d'une science alors presqu'inconnue , et dans laquelle
l'homme de bien doit trouver autant de jouissances pour
son esprit que pour son cœur !

première renferme la somme des faits bien ob-
servés ; la seconde présente l'ensemble systé-
matique qui lie ces mêmes faits et en forme
un corps de doctrine ; la troisième désigne la
juste application des préceptes établis , et cons-
titue la pratique. Cette division , calquée sur la
marche naturelle de l'esprit humain dans l'ac-
quisition des connoissances , fut celle que nous
adoptâmes. Elle avertit des pièges de l'erreur et
nous fixe dans la route difficile de la vérité ; toujours présente à l'esprit , elle économise le tems
et diminue la peine de l'élève ; elle favorise le
goût et les travaux du praticien ; enfin elle favorise les élans du génie qui se livre à la re-
cherche des choses utiles.

Asservis à cette méthode philosophique , nous
nous sommes pour ainsi dire proposé de *recom-*
mencer la science ; à cet effet nous avons dirigé notre examen avec la plus scrupuleuse attention sur les maladies qui se sont présentées.

L'histoire de chacune d'elles a été exactement
recueillie et transcrite sur un registre ; et dès
que ce dépôt de matériaux , qui enrichira un
Jour la médecine mentale , nous a offert un
assez grand nombre de bonnes observations
pour en déduire quelques généralités , nous avons
distingué les diverses aliénations suivantes : 1°.
celles qui sont avec fureur ou forte agitation ;

2°. celles qui sont avec mélancolie et tranquillité;
5°. celles qui se manifestent par l'oblitération
des facultés intellectuelles.

(En même tems l'expérience a démontré que
la confusion, qui résulte nécessairement du mé-
lange de ces différens genres de maladies, s'op-
pose à la guérison du plus grand nombre des
aliénés; et que l'isolement de ces derniers cons-
titue la première indication d'un plan de traitement combiné avec sagesse. C'est ainsi qu'elle
est venue à l'appui des raisonnemens d'après
lesquels on avoit fixé la distribution des bâtimens de notre établissement).

De ces généralités nous nous sommes éle-
vés aux abstraits , que l'on nomme espèce,
genre , etc.; et nous nous sommes particulièrement attachés à vérifier les classifications connues
jusqu'à ce jour. Dès ce moment nos opérations
sont devenues plus simples, sans perdre de leur
exactitude , et nos histoires se sont dépouillées
d'une foule de détails secondaires et fastidieux.

Ces premiers pas devoient être rapides; ils
étoient tracés par les écrits de plusieurs médecins
célèbres et par les lumières du médecin en chef.

Le registre contient non-seulement le nombre
d'analogues suffisant pour prouver la vérité des
principes sur lesquels repose la classification des
maladies mentales; mais encore tout ce que l'ob-

servation la plus constante peut fournir de plus propre à perfectionner leur traitement.

Un tableau synoptique a été formé en même tems ; il contient dans le plus petit espace l'énoncé 1°. des maladies dont l'histoire est rapportée avec ses détails dans le registre ; 2°. celles dont les détails deviennent inutiles pour l'observateur (1).

Chaque énoncé n'occupe qu'une ligne , et cette ligne parcourt dix-huit colonnes. On y remarque dans l'ordre suivant , 1°. la lettre initiale du nom du malade (2) ; 2°. le sexe ; 3°. l'âge ; 4°. le tempérament ; 5°. la profession ; 6°. l'invasion de la maladie ; 7°. l'entrée dans la maison ; 8°. les

―――――――――――――――

(1) Ce tableau général , tel qu'il est donné pour exemple dans le Traité de la manie, par le docteur *Pinel*, pag. 259 , ne portoit que 16 colonnes , lorsqu'il réunit l'approbation du Médecin en chef et de la Commission nommée en l'an 6 par l'Ecole de Médecine , pour lui faire un rapport sur l'établissement de Charenton.

A ces seize colonnes j'en ai ajouté deux : la première pour établir les rapports entre les rechûtes et les causes qui les produisent ; la seconde pour désigner la sortie des malades avant la fin de leur traitement , lorsqu'elle a lieu par des circonstances particulières.

(2) J'évite par ce moyen d'attacher publiquement le nom des familles à une maladie qui porte encore l'empreinte des faux préjugés.

causes occasionnelles ; 9°. le caractère spécifique ;
10°. les traits principaux du traitement ; 11°. le
tems d'épreuve après le traitement ; 12°. l'époque de la guérison ; 13°. celle de la sortie avant
la fin du traitement ; 14°. celle de l'incurabilité ;
15°. celle de la mort ; 16°. les causes de la mort ;
17°. les rechûtes ; 18°. les causes qui les déter-
minent.

Ce tableau présente plusieurs avantages : le
premier est sur-tout de faciliter les rapprochemens des principaux phénomènes des maladies
mentales , et par conséquent de favoriser les découvertes nouvelles.

Si par exemple on veut savoir quel est l'âge
qui dispose le plus à la mélancolie ; comme on
ne sauroit parvenir à cette connoissance sans
consulter un grand nombre d'observations , il
sera bien plus aisé d'en faire le calcul sur ce tableau, que sur un registre où elles seroient dé-
taillées.

Il en sera de même pour tous les cas indiqués
dans chaque colonne.

Parmi les autres avantages dont j'ai parlé , on
remarquera celui d'offrir en même tems l'état et
le mouvement de la maison.

Je regrette de ne pouvoir insérer ici ce tableau en entier ; pour dédommager en quelque
sorte le lecteur de cette perte, je vais donner

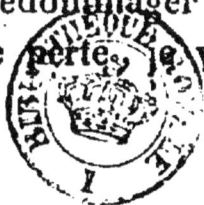

ETAT

DE LA MAISON NATIONALE DE CHARENTON,

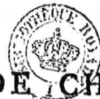

Depuis le premier Vendémiaire jusqu'au 6ᵉ. jour complémentaire (inclusivement) de l'an 11,

Qui comprend le nombre des Malades, hommes ou femmes, entrés chaque mois, de ceux qui sont sortis guéri. de ceux qui ont été envoyés comme incurables à Bicêtre ou à la Salpêtrière, de ceux qui sont morts, et ceux qui sont encore en traitement.

		HOMMES.					FEMMES.			
		Entrés.	Sortis guéris.	Bicêtre.	Morts.	en Traitement.	Entrées.	Sorties guéries.	Salpétrière.	Mortes.	en Traitem.
Il existoit au 1ᵉʳ Vend. de l'an 11 en Traitement	135	«	«	«	135	53	«	«	«	53
Mutations pendant tous les mois de l'an 11.	Vendémiaire	12	4	7	8	128	4	3	«	2	52
	Brumaire ..	6	6	«	5	123	11	5	«	1	57
	Frimaire. ..	15	10	«	2	126	14	5	1	«	65
	Nivôse....	13	6	«	7	126	10	1	5	2	67
	Pluviôse ...	17	3	«	7	133	5	3	«	«	69
	Ventôse ...	14	8	«	8	131	10	2	«	2	75
	Germinal ..	19	3	«	7	140	14	6	9	2	72
	Floréal	27	10	«	6	151	15	6	«	3	78
	Prairial ...	17	9	«	3	156	5	6	«	3	74
	Messidor ..	27	15	6	4	158	6	9	«	1	70
	Thermidor..	20	12	1	1	164	3	5	«	«	68
	Fructidor et jours compl..	23	16	2	5	164	4	8	«	3	61
		345	102	16	63	164	154	59	15	19	61

l'état de la Maison tel qu'il m'a été remis par le Directeur. Je présenterai ensuite quelques-uns des rapprochemens dont j'ai d'éjà parlé.

Il résulte de cet état qu'au 1er. vendémiaire an 11 il existoit dans la maison de Charenton 188 malades , dont 135 hommes et 53 femmes ; que , durant le cours de cette année , il est entré 210 hommes et 101 femmes ; ce qui fait un total de 499 ;

Que si on retire de	499
Sortis guéris ,	161
Envoyés à Bicêtre comme incurables,	16
à la Salpêtrière, id.	15
Morts des deux sexes ,	82

Il reste en traitement , au 1er. vendémiaire an 12, deux cent vingt-cinq malades.

Il n'est pas inutile de faire remarquer que le nombre des malades en convalescence ou en tems d'épreuve nous fait espérer un résultat plus heureux encore l'année prochaine (1).

Je passe aux exemples des rapprochemens.

_____

(1) Ces données relativement au nombre des guéris ne sauroient avoir le degré de certitude qu'on y desire , à raison du tems que l'on a mis à les observer.

On sait que les maladies mentales sont d'une durée souvent très-longue , et qu'une année ne suffit pas dans beau-

Premier Exemple.

Dans ce Tableau j'ai établi les rapports de chaque espèce d'aliénation, avec la totalité des malades mis en traitement pendant le cours de l'an 11.

Second Exemple.

L'observation des causes occasionnelles mérite la plus grande attention. Elle sert non-seulement à éclairer sur le vrai principe des maladies mentales, mais encore à enrichir la médecine hygiénique des moyens préservatifs de ces maladies. Nous avons donc employé tous nos soins à obtenir des parens, des amis du malade, de l'officier de santé à qui il a été confié, les renseignemens les plus positifs sur cet objet important.

---

coup de cas, soit pour terminer le traitement qui leur convient, soit pour s'assurer, par un tems d'épreuve nécessaire, de la solidité de la cure qui s'est opérée.

Le résultat le plus juste que l'on peut obtenir de ces rapprochemens, est donc celui que fournit une observation de plusieurs années consécutives.

On verra, je pense, avec plaisir qu'après avoir compulsé exactement le tableau général dont j'ai parlé, le rapport des guérisons à la totalité des malades traités dans la maison de Charenton, durant près de six années, est de 269 ; celui de l'incurabilité de 51 ; et celui de la mortalité de 69 sur 564.

TABLEAU

Des différentes Espèces d'Aliénation, observées dans la Maison nationale de Charenton pendant le cours de l'an 11.

Hypocondrie simple. 6
       avec manie. 1

Mélancolie . . .
- simple. 44
- avec hypocondrie. 10
- avec hystérie. 24
- avec accès de manie. 16
- . . . . de folie. 19
- avec disposition au suicide. . 21

Folie ou démence
- simple. 67
- avec hystérie. 17
- avec épilepsie. 15

Manie
- délirante
  - continue
    - simple. 79
    - avec hystérie. 13
  - périodique
    - simple. 40
    - avec épilepsie. 24
    - comateuse. 5
    - avec hystérie. 21
- non délirante
  - continue simple. 4
  - périodique simple. 3

Idiotisme
- simple. 21
- avec épilepsie 26
- . . . hystérie. 12
- . . . accès de manie. 11

499

· Nos désirs à cet égard n'ont pas toujours été remplis; mais ils le seront par la suite, si le Gouvernement veut bien imposer aux officiers de santé chargés de constater l'état du malade, l'obligation de nous transmettre l'histoire de la maladie en même tems que leur certificat.

En attendant, voici le résultat de tout ce que nous avons obtenu.

Tableau des rapports entre les différentes espèces d'aliénations et leurs causes occasionnelles.

Hypocondrie.	{ Travaux du cabinet.	3
	Chagrins.	5
	Jalousie.	10
	Disposition héréditaire.	1
	Amour contrarié.	19
	Onanisme.	6
	Chagrins profonds.	30
	Disette des alimens.	8
	Hystérie.	6
Mélancolie.	Dartre répercutée.	5
	Abus des liqueurs alcooliq.	11
	Terreurs religieuses.	6
	Métastase laiteuse.	11
	Vice vénérien.	3
	Epilepsie.	17
	Joie excessive.	4
	Dérangemens menstruels.	28
	Caractère craintif.	6

Folie ou dé-mence.

- Suite de fièvre ataxique. . 3
- Disposition héréditaire. . 15
- Chagrins violens. . . . 19
- Excès de joie. 3
- Hystérie. 7
- Jalousie. 5

Manie. . .

- Disposition héréditaire. . 1
- Révolution politique. . . 8
- Abus des alkooliques. . 20
- Abus des plaisirs de Vénus. 12
- Métastase laiteuse. . . 18
- Chagrins violens. . . 30
- Terreurs religieuses. . . 3
- Onanisme. 10
- Vers dans les intestins. . 2
- Hystérie. 11
- Vice vénérién. . . . 2
- Amour contrarié. . . 7
- Ambition extrème. . . 10
- Gale répercutée. . . 1
- Ambition. 9
- Suite de fièvre ataxique. . 2
- Affections comateuses. . 3
- Insolation. 2
- Abus des facultés intellect. 6
- Frayeur subite. . . . 6
- Contusion à la tète. . . 2

Idiotisme. ·· {
Disposition héréditaire. . 6
Bruit imprévu du canon. . 2
Abus des saignées. . . . 4
Onanisme. 10
Vice de conformat. à la tête? 2
Abus des facultés intellect. 3
Sénilité. 5
Affections comateuses. . 2
Chagrins violens. . . . 11
}

D'après le récensement des causes occasionnelles, morales ou physiques, de l'aliénation
mentale, on voit que sur 476 aliénés, dont on
a pu se procurer des renseignemens certains,
151 sont tombés malades par suite des affections
vives de l'ame, telles que la jalousie, l'amour
contrarié, la joie portée à l'excès, l'ambition, la
crainte, la terreur, les chagrins violens ; 52 par
dispositions héréditaire ; 28 par l'onanisme ; 3
par virus siphyllitique ; 2 par affection comateu-
se ; 12 par abus des plaisirs de Vénus ; 31 par
abus des liqueurs alkooliques ; 12 par abus des
facultés intellectuelles ; 2 par la présence des vers
dans les intestins ; 1 par répercussion de la gale ;
5 par répercussion de dartres ; 29 par métastase
laiteuse ; 2 par insolation, etc.

Tel est en apperçu l'état actuel de l'Etablissement National de Charenton. Je n'ose me flatter
d'avoir imprimé à mon travail ce degré d'utilité

dont il est suscesptible. Mais j'éprouve au moins
la satisfaction [de penser, qu'en publiant ce que
le Gouvernement a fait pour la classe la plus à
plaindre des hommes, j'ai placé dans l'ame des
malheureux le sentiment de l'espérance, qui est
leur dernière ressource, et excité dans tous les
cœurs la plus juste reconnoissance.

(Ce Mémoire étoit à l'impression lorsque j'ai
eu le bonheur d'être témoin d'une scène qui s'est
passée dans la maison de Charenton. Elle fournit
une preuve bien évidente de ce que je viens de
dire en terminant ce petit ouvrage. On ne me
saura pas mauvais gré, je pense, d'en donner
ici quelques détails.

Le 15 germinal dernier, le Ministre de l'Intérieur étoit allé distribuer des prix dans l'Ecole
vétérinaire d'*Alfort*, et donner tant aux profes-
seurs qu'aux élèves les éloges que le zèle des uns
et les progrès des autres avoient mérités. Il se
rendit de là à la maison de Charenton. Il visita
cet établissement qui, par sa nature et par sa si-
tuation, est destiné à devenir un des plus beaux
monumens de bienfaisance de l'Europe.

Une petite fête avoit été praparée pour le Directeur, *M. de Coulmiers*; plusieurs convales-

cens y jouèrent un rôle. Quelques couplets furent chantés avec accompagnement d'une musique agréable ; des vers furent récités, et un dialogue très-intéressant fut exécuté.

Ces productions étoient dictées par la reconnoissance vivement sentie. Elle fut exprimée avec cet abandon qui la rend plus précieuse.

On y remarque les fragmens qui suivent :

. . . . Le Gouvernement portant par-tout l'œil de la bienfaisance, et principalement sur les infortunés, a su choisir l'homme le plus digne d'être le dépositaire de ses vues et de ses intentions salutaires. . . . . . Le Ministre a particulièrement honoré cet établissement de ses soins ; il l'a créé ; il est son ouvrage. . . . . .

Non-seulement la raison y est rétablie ; mais tous les genres de souffrance y sont soulagés, tous les besoins y sont prévus. . . . . On marche à la vérité à travers bien des obstacles ; mais pour les surmonter il n'est rien que le zèle du Ministre ne dicte à son génie. . . . .

Ah ! quel bonheur pour nous d'être entrés dans ce lieu. . . . . . La Bonté le protège, et Minerve y préside.

Je regrette que la nature de cet Ouvrage ne me permette pas de transcrire en entier ce dialogue vraiment fait pour exciter des sensations déli-

cieuses dans une ame sensible et compatissante;
mais je ne puis me dispenser de dire que, si
d'une part le bienfait que l'on a eu l'intention de
célébrer est grand, l'épanchement des cœurs qui
le sentoient fut sans bornes.

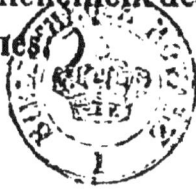

www.ingramcontent.com/pod-product-compliance
Lightning Source LLC
Chambersburg PA
CBHW070715210326
41520CB00016B/4356